DE

L'AUSCULTATION PLESSIMETRIQUE

DANS QUELQUES

MALADIES PLEURO-PULMONAIRES

ET PLUS SPÉCIALEMENT DANS

LA PNEUMONIE ET LA TUBERCULOSE

PAR

ANDRÉ-LOUIS AMIRAULT

Docteur en médecine de la Faculté de Paris.
Ancien externe des hôpitaux de Paris,
Lauréat de l'école de médecine de Poitiers. (1re Médaille),
Médaille de bronze de l'Assistance publique.

PARIS

A. PARENT, IMPRIMEUR DE LA FACULTÉ DE MÉDECINE
A. DAVY, successeur
31, RUE MONSIEUR-LE-PRINCE, 31

1881

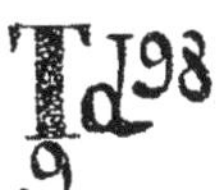

DE

L'AUSCULTATION PLESSIMETRIQUE

DANS QUELQUES

MALADIES PLEURO-PULMONAIRES

ET PLUS SPÉCIALEMENT DANS

LA PNEUMONIE ET LA TUBERCULOSE

PAR

André-Louis AMIRAULT

Docteur en médecine de la Faculté de Paris.

Ancien externe des hôpitaux de Paris,

Lauréat de l'école de médecine de Poitiers. (1re Médaille),

Médaille de bronze de l'Assistance publique.

PARIS

A. PARENT, IMPRIMEUR DE LA FACULTÉ DE MÉDECINE

A. DAVY, successeur

31, RUE MONSIEUR-LE-PRINCE, 31

1881

A LA MEMOIRE DE MON PÈRE

A MA CHÈRE MÈRE

A MON BEAU-FRÈRE LE Dr GEORGES ROSI

A MES PARENTS

A MES AMIS

Amirault.

A MON PRÉSIDENT DE THÈSE

M. LE PROFESSEUR VULPIAN

Membre de l'Académie des sciences, et de l'Académie de médecine,
Professeur de pathologie expérimentale,
Médecin de l'hôpital de la Charité,
Officier de la Légion d'honneur.

A MES MAITRES DANS LES HOPITAUX DE PARIS

A M. LE PROFESSEUR PANAS

Professeur de clinique d'ophthalmologique
à la Faculté de médecine de Paris,
Chirurgien à l'Hôtel-Dieu.
Membre de l'académie de médecine

A M. LE DOCTEUR FÉRÉOL

Médecin de l'hôpital Beaujon.

A M. LE DOCTEUR BOUCHUT

Professeur agrégé de la Faculté de médecine,
Médecin de l'hôpital des Enfants.

A M. LE DOCTEUR LANNELONGUE

Professeur agrégé de la Faculté,
Chirurgien de l'hôpital Trousseau.

A M. LE DOCTEUR LABADIE-LAGRAVE

Médecin des hôpitaux.

DE

L'AUSCULTATION PLESSIMÉTRIQUE

DANS QUELQUES

MALADIES PLEURO-PULMONAIRES

ET PLUS SPÉCIALEMENT DANS

LA PNEUMONIE ET LA TUBERCULOSE

INTRODUCTION

Dans le cours de nos études médicales alors que nous avions l'honneur de suivre le service de M. le docteur Labadie-Lagrave suppléant M. Moutard-Martin à l'Hôtel-Dieu, nous apprîmes de notre maître un mode d'exploration de la poitrine que nous n'avions vu employer jusqu'ici que dans un nombre restreint d'affections, dans le pneumothorax par exemple, et qui, appliqué dans la plupart des maladies pulmonaires, fournit des renseignements d'une grande valeur clinique. Nous voulons parler de l'auscultation et de la percussion combinées.

Frappés de la précision des résultats obtenus, de l'importance de ce signe et de son peu de vulgarisation, nous avons, sur les conseils et avec les encouragements de notre excellent maître, résolu de réunir dans notre thèse l'ensemble de nos recherches journalières sur ce point particulier du diagnostic.

MM. Barth et Roger consacrent à peine quelques pages au signe dont nous nous occupons et ils désignent la *percussion* et *l'auscultation combinées* sous le nom de *percussion auscultatoire*, aussi bien pourrait-on appeler ce mode d'exploration *auscultation plessimétrique*, et le résultat obtenu peut être désigné, comme le veut M. Noël Gueneau de Mussy, sous le nom de *résonnance plessimétrique.*

L'étude de ce signe est pour nous de date récente, et, bien que nous nous en servions chaque jour depuis une dizaine de mois, on comprendra facilement que dans ce court espace de temps nous n'avons pas eu le loisir de l'étudier dans toutes les lésions où il peut rendre quelques services. Le domaine de la pathologie des organes thoraciques est si vaste que nous avons été forcés de resserrer notre sujet.

De parti pris, nous n'avons point étudié ce signe dans les affections de l'abdomen où il peut rendre des services, et cependant, en raison des connexions intimes qui existent entre le foie et le côté droit de la poitrine, nous avons dû dans quelques cas pousser nos investigations du côté de la glande hépatique ; mais ceci dans le simple but de rechercher les variations de rapports qui pouvaient exister entre le foie et le poumon du côté droit.

De même nous avons dû rejeter l'étude de la résonnance plessimétrique du cœur qui rendra un jour de vrais services, croyons-nous. Nombre de fois, soit dit en passant, nous avons, en auscultant la partie postérieure du thorax pendant que le doigt percutait en avant le sternum et les côtes, nombre de fois nous avons pu reconnaître des hyperthrophies cardiaques, vérifiées à l'examen nécroscopique, et que la percussion seule laissait passer méconnues. Et cependant, l'organe central de la circulation est lié si étroitement aux poumons et à la plèvre que nous n'avons pu le placer complètement en dehors de notre cadre.

Il nous a été indispensable, du reste, de montrer que le cœur, de même que le foie, arrête les ondulations sonores. L'auscultation plessimétrique du poumon ne peut être appliquée au niveau de ces organes; car toute lésion pulmonaire située au niveau du cœur, en arrière de lui par exemple, ou bien au niveau du foie, confondra sa résonnance avec celle de ces organes et les résultats de la résonnance plessimétrique, si nets en d'autres endroits où le poumon est à découvert, resteront ici absolument voilés. C'est ce que démontrent deux de nos observations d'adénopathie trachéo-bronchique.

Nous avons aussi dû laisser de côté un certain nombre d'affections pleuro-pulmonaires que nous n'avons point observées depuis le début de nos recherches, telles : la gangrène pulmonaire, les kystes hydatiques, le cancer, les abcès, la broncho-pneumonie.

Notre cadre ainsi restreint, nous avons étudié avec soin les modifications de la résonnance plessimétrique dans l'emphysème, le pneumothorax, l'adénopathie trachéo-bronchique, les épanchements pleuraux mais nous nous sommes attaché surtout à montrer les modifications qu'elle éprouve dans la pneumonie et la tuberculose.

C'est surtout dans le premier degré de celle-ci, alors que les autres signes physiques font défaut ou sont peu accusés que la résonnance plessimétrique peut rendre d'immenses services, et nous avons vu souvent M. Labadie-Lagrave diagnostiquer, et nous avons nous-même pu souvent reconnaître des indurations commençantes qui peut-être fussent restées méconnues.

Nous sommes très reconnaissants à M. le docteur Labadie-Lagrave d'avoir mis entre nos mains un signe d'une aussi grande valeur, et nous le remercions vivement de sa bienveillance et de ses conseils. Nous exprimons aussi nos remerciements à M. Derignac, interne de M. Moutard-Martin, qui a si largement mis à notre disposition un grand nombre d'observations qui lui étaient personnelles, et qui nous a souvent aidé dans nos recherches à l'hôpital et à l'amphithéâtre.

DIVISION DU SUJET

Dans le cours de ce travail, nous faisons d'abord l'historique du symptôme qui nous occupe. Le phénomène est ensuite étudié en lui-même, tel qu'il se montre à l'état normal, puis sont exposées les modifications qu'il subit à l'état pathologique. A ce propos, nous dirons que nombre d'expériences ont été pratiquées par nous sur le cadavre, et que l'examen des organes a constamment contrôlé les résultats obtenus avant la nécropsie.

Nous donnons en troisième lieu les règles à suivre dans l'étude de la résonnance plessimétrique, la manière de l'employer, les points où la percussion doit être pratiquée de préférence, et nous montrons que sans le secours du plessimètre le doigt qui frappe sur un plan résistant de la cage thoracique (clavicules, côtes, sternum) peut donner des résultats absolument nets, de sorte que la résonnance plessimétrique peut être reeherchée par tous sans le secours peu commode et souvent impossible d'un aide et d'un instrument.

Vient ensuite l'étude particulière du phénomène considéré séparément dans toutes les maladies où nous avons pu le rechercher et de la valeur diagnostique qu'il prend dans chacune d'elles.

Nous avons intercalé nos observations dans le cours de ce dernier chapitre, trouvant qu'il était avantageux de placer ainsi la preuve à côté de chacune de nos assertions.

HISTORIQUE.

L'histoire de la percussion, quelle que soit la manière dont elle ait été expliquée, remonte certes aux temps les plus reculés de la médecine.

Hippocrate, dans ses Aphorismes, sect. IV, aph. 2, semble en avoir fait usage pour reconnaître l'hydropisie sèche.

Le passage suivant d'Arétée : « Tympanias autem, « auditu sonorus est, nam ad palmæ percussum abdomen « sonum edit (De hydrope, éd. Hen. Stephan., 1567, II, « p. 36) », montre que cet auteur fit usage, sans aucun doute, de la percussion.

Galien s'en servit encore pour le diagnostic des maladies de l'abdomen : « Sed ad veram notitiam comparandam « pulsare cogimur abdomen, ut attendamus si veluti tym- « panum resonet. » (De Diagnoscendis pulsibus, liber IV caput III, éd. Kuhn, vol. VIII, p. 951.)

Ce passage d'Actuarius montre que l'auteur s'en servit pour la connaissance des mêmes maladies : « Qui quum « ægri abdomen pulsatur, tympani in morem intumescat

« τυμπανιας dicitur. » (De methodo med., lib. I, caput XXI, éd. Steph., III, p. 164 G.)

Paul d'Egine est plus affirmatif encore : « In qua (affec-« tione) aliquando flatus copia cum paucissima humidi-« tate, inter membranam peritonæum appellatam, ac « intestina, adeo ut si verberetur superior venter instar « tympani sonum edeat » (De re med., lib. III, caput XLVIII, éd. Steph., II, p. 471 D).

Et encore à propos de la tympanite utérine, on trouve, dans le même auteur : « Tu his sequatur tumor imi ven-« tris..., et ad digitorum illisionem sonitus tympani abo-« ritur. » (De remed., liber III, caput LXX. De inflatione uteri, éd. H. Steph., II, p. 487 B.)

Bien loin après ces auteurs, Tayault pratique la percussion dans l'ascite : « La tumeur aqueuse ne sonne comme vent, mais comme eau. » (Chir. de J. Tayault, Lyon, 1580, O. 143; d'après Pigné.)

Deux cents ans après environ, Lazare Rivière la pratique dans les maladies de l'utérus : « Si a flatibus (uteri « hydrops) excitetur, imus venter percussus sonitum edit. « — Si vero ab humore seroso fiat, gravitas major adest in « parte, et sonus veluti fluctuantis aquæ. » (Riverii opera med. omnia, cap. XII, p. 391. Genève, 1737.)

Toutefois, ce sont là des faits épars dans la science, et en outre qu'ils ne s'appliquent point à l'examen des organes thoraciques, on ne les trouve nulle part réunis, coordonnés, érigés en méthode, en un mot.

Il faut arriver à Léopold Auenbrugger pour voir ce but définitivement atteint.

Dans une petite brochure portant pour titre Leopoldi « Auenbrugger, medicinæ doctoris in Cæsareo regio « nosocomio nationum Hispanico medici ordinarii, in-

« ventum novum est. percussione thoracis humani ut si- « gno obstrusos interni pectoris morbos detegendi », et dans laquelle l'auteur fait preuve d'une modestie vraiment surprenante, Auenbrugger expose sa méthode, qu'il emploie seulement pour la percussion des organes thoraciques, et qui consiste en une percussion lente et légère, exécutée directement sur le thorax avec l'extrémité des doigts rapprochés les uns des autres et allongés. Datée de 1761, cette brochure, qui révélait une immense découverte, resta néanmoins dans l'oubli pendant dix ans. Un médecin de Paris, Rouvière de la Chassaye, la traduisit en 1770, mais il eut le tort de la publier dans le Manuel des pulmoniques, Paris 1770, et, sous le patronage de ce mauvais livre, la découverte de Auenbrugger resta encore méconnue.

Trente-huit ans plus tard, enfin, Corvisart traduisait le livre d'Auenbrugger, l'enrichissait de notes, et répandant ainsi en France l'usage de la percussion, ouvrait la voie à Laënnec.

Cependant, telle qu'elle était pratiquée à cette époque, les applications de la percussion immédiate étaient restreintes et n'atteignaient pas toute la rigueur désirable. Piorry créa la percussion médiate et rendit ce mode d'exploration vulgaire. Il montra sur le cadavre toute l'importance de ce moyen d'investigation, il en traça les règles, et l'usage de la percussion se popularisa à partir de cet auteur.

Laënnec avait eu l'idée de combiner la percussion et l'auscultation, il avait proposé l'emploi simultané de ces méthodes pour certains cas d'ascite et de pneumo-thorax. Pour le pneumo-thorax, « on peut, dit-il, estimer l'étendue de l'espace occupé par l'air en auscultant et percutant en même temps en différents points : on entend alors une résonnance semblable à celle d'un tonneau vide, et mêlée par moments de tintement.

Piorry, dès 1826 (Traité de la percussion médiate, p. 18-26), remarquant que, pour revenir à l'oreille, beaucoup des ondes sonores du bruit de percussion doivent être perdues, eut l'idée de combiner la percussion et l'auscultation ; mais les règles qu'il pose pour ce moyen d'exploration et son manuel opératoire compliqué, diffèrent de beaucoup de la percussion auscultatoire telle que nous la pratiquons ici.

Trousseau, s'inspirant des idées de ces auteurs et surtout de celles de Laënnec concernant le pneumo-thorax, pratique l'auscultation plessimétrique et se trouve conduit de la sorte à la découverte du bruit d'airain.

Toutefois, cette méthode mixte n'avait reçu encore qu'un petit nombre d'applications lorsque MM. Camman et Clark, de New-York, montrent les avantages qu'on pourrait en tirer pour l'examen physique, mais les règles posées par ces auteurs, leur manuel opératoire nécessitant l'emploi d'instruments toujours ennuyeux, font que cette méthode ne passe point encore dans la pratique (A new mode of ascertaining the dimensions form and condition of internal organs by percussion and auscultation. — New-York, journ. of med. and surg. juillet 1840. — Le travail de ces auteurs se trouve analysé dans l'Union médicale, 1850, par MM. Barth et Roger).

MM. Barth et Roger s'expriment ainsi au sujet de la méthode mixte que nous proposons : « La percussion auscultatoire nous paraît d'une exécution assez difficile, son étude approfondie doit demander au moins autant de temps que la percussion ordinaire ; si elle peut rivaliser avec celle-ci pour la mensuration des organes solides ou indurés, si même elle permet d'apprécier plus rigoureusement peut-être les dimensions précises du cœur, elle est certainement inférieure dans la majorité des cas, et notamment pour l'examen des milieux plus rares. D'ailleurs, la percussion ordinaire et l'auscultation isolée, pour peu que le doigt et l'oreille soient suffisamment exercés, nous semblent pouvoir répondre à toutes les exigences du diagnostic. »

Mais ces auteurs, il faut le dire, ont pratiqué la percussion auscultatoire selon la méthode des médecins d'Amérique que nous avons signalée, et nul doute qu'ils ne l'eussent acceptée et fécondée s'ils en eussent usé telle que nous la pratiquons aujourd'hui. Implicitement, du reste, ils en reconnaissent la valeur, puisqu'ils pensent qu'elle peut servir à délimiter le volume du cœur; mais pourquoi pas alors pour reconnaître une induration pulmonaire et déterminer ses limites, puisque dans ce cas les mêmes conditions physiques se trouvent réunies ?

M. le Dr Noël Gueneau de Mussy est le seul auteur qui ait, selon nous, exposé un nouveau manuel opératoire simple, n'exigeant point l'emploi d'instruments, le seul qui ait posé les indications bien nettes des cas dans lesquels ce mode d'exploration doit être employé. Son article, que nous aurons à citer souvent, parut dans la *France médicale* en 1875, et occupe les pages 457 et suivantes.

Nous n'avons point trouvé depuis cette époque d'écrits sur la question qui nous occupe et, jusqu'à notre excellent maître M. le Dr Labadie-Lagrave, nous ne l'avions, je l'avoue, jamais vu pratiquer. Certes, nous ne voulons point dire que ce soit un mode d'exploration resté jusqu'ici méconnu, mais il faut reconnaître qu'il est peu employé, peut-être parce que ses règles n'avaient pas été suffisamment précisées.

MANIÈRE DE PRATIQUER LA PERCUSSION AUSCULTATOIRE.

Négligeant les derniers modes selon lesquels on a cherché la résonnance plessimétrique et que nous avons suffisamment exposés dans le cours de notre historique, nous arrivons d'emblée à ce mode d'exploration tel que nous le pratiquons aujourd'hui, tel qu'il était pratiqué par Laënnec, dans le pneumothorax et l'ascite, tel qu'il est appliqué par MM. Noël Gueneau de Mussy et Labadie-Lagrave.

Pour ce faire, l'emploi d'un plessimètre devient chose inutile, les plans osseux qui concourent à la formation du thorax (clavicule, côtes sternum, apophyses épineuses des vertèbres) le remplacent parfaitement. C'est sur ces parties résistantes que doit être pratiquée avec un ou plusieurs doigts la percussion pendant que l'oreille appliquée sur le côté opposé de la poitrine reçoit les ondes sonores développées par le doigt qui percute le plan osseux résistant.

Rien n'est plus facile, plus commode que ce genre d'exploration, et avec un peu d'habitude on obtient des résultats vraiment merveilleux.

Le plan osseux le plus propice pour la percussion, celui au moins sur lequel on a le plus souvent à la pratiquer est la clavicule. L'explorateur la tête appliquée sur la partie postérieure de la poitrine, percute avec les doigts de la main qui regarde le plan antérieur du malade et reçoit ainsi distinctement à l'oreille la résonnance plessimétrique.

Ce moyen d'exploration donne d'excellents résultats pour l'examen des parties supérieures du poumon. On peut même, avec de l'habitude, continuer la percussion claviculaire alors que l'oreille ausculte les parties déclives, et l'on arrive bientôt à l'aide de cette percussion seule à pouvoir examiner toute la hauteur du poumon.

C'est là la percussion claviculaire : nous la préférons dans l'immense majorité des cas, au moins à la percussion costale. La clavicule offre en effet une résistance suffisante, n'est point comme les côtes recouverte par une épaisseur trop considérable de parties molles, enfin n'a pas l'inconvénient d'avoir en arrière d'elle un organe mat comme le cœur que recouvre les côtes, le sternum à sa partie inférieure. Néanmoins on peut fort bien pratiquer la percussion costale surtout chez les sujets amaigris.

De même, l'on peut pratiquer la percussion sternale, mais pour le côté droit surtout, et encore faut-il que l'oreille n'ait à explorer que les parties supérieures du thorax, car dans les parties latérales et postérieures de la poitrine la matité cardiaque pourrait être prise ou confondue avec celle des parties malades. Ajoutons ici que pour l'exploration des parties supérieures de la poitrine, la percussion sternale donne d'excellents résultats, car à ce niveau l'absence du cœur ne masque plus le ton pulmonaire.

Il sera bon du reste d'employer successivement tous ces genres de percussion, et les résultats donnés par l'un vérifieront ou corroboreront ceux qui auront été obtenus par les précédents.

On peut aussi pratiquer la percussion des apophyses épineuses dorsales, et l'oreille appliquée alors sur le devant de la poitrine perçoit facilement les vibrations ainsi développées ; c'est là encore un bon mode d'exploration mais inférieur aux précédents.

Ajoutons que pour ce qui concerne la cavité abdominale, la percussion peut être avantageusement appliquée sur les apophyses épineuses dorsales ou lombaires, l'oreille de l'explorateur étant appliquée en avant. Ajoutons enfin que l'exploration de cette cavité peut encore être faite au moyen de la percussion iliaque ou des côtes inférieures.

Il est bien entendu, hâtons-nous de le dire, que tout observateur désireux d'employer le plessimètre obtiendra dans tous les cas d'excellents résultats.

ÉTUDE DU PHÉNOMÈNE.

Lorsqu'on pratique l'auscultation plessimétrique en suivant les règles que nous venons d'exposer, l'observateur perçoit un bruit vibrant, métallique, qui est comme l'écho du bruit produit par la percussion ; il peut être comparé, dit M. Noël Gueneau de Mussy, « à celui qu'on obtient en frappant sur le genou les deux mains réunies par leur face palmaire. Je désignerais ce bruit, dit l'auteur, sous le nom de consonnance plessimétrique : il résulte, en effet, de la consonnance des parties qu'on explore avec les parties percutées ; s'il survient quelque modifications dans la densité, la perméabilité du tissu pulmonaire, dans la tension de l'air qui les distend, cette consonnance est modifiée ; au lieu d'être vibrante, comme métallique, elle s'affaiblit, devient plus mate, en même temps que parfois la tonalité s'élève : c'est un phénomène corrélatif aux modifications de sonorité qu'on constate en percutant directement au niveau des parties malades. »

La résonnance plessimétrique est, à l'état normal, dit M. Noël Gueneau de Mussy, vibrante, métallique ; nous nous hâtons d'ajouter que ce sont là sans doute ses caractères principaux, mais que ce ne sont points les seuls.

Il semble qu'à l'état physiologique le point percuté soit situé loin de l'oreille, séparé de celle-ci par une épaisseur assez considérable de parties molles et, comme toutes les parties du poumon vibrent à l'unisson dans toute la hauteur de l'organe on sent la répercussion des vibrations thoraciques se faire dans une assez vaste étendue ; la percussion, en un mot, à l'état physiologique semble se faire *éloignée* de l'oreille, et les vibrations qu'elle fait naître retentissent sur une large surface. Enfin le bruit de résonnance est prolongé, et le doigt et l'oreille perçoivent très bien l'un et l'autre une sensation bien nette d'élascité.

Pour mieux frapper l'esprit de l'observateur, on peut à ces caractères opposer ceux que donne l'auscultation plessimétrique dans les indurations soit aiguës, soit chroniques du parenchyme pulmonaire, et les caractères cliniques de ces derniers coïncident absolument avec les données de la physique.

La résonnance physiologique est, avons-nous dit, vibrante, métallique, semble se produire sur une large surface, est éloignée de l'oreille, et les vibrations ont comme un caractère d'élasticité.

Lorsque le tissu du poumon s'indure, au contraire, la tonalité s'élève, le bruit n'est plus prolongé, il est sec. frappe brusquement l'oreille et cesse aussi subitement ; les vibrations semblent se moins disséminer sous l'oreille et arriver directement du point percuté à l'oreille de l'observateur ; de plus, le point percuté paraît très rapproché de l'oreille, il semble dans quelques cas qu'une épaisseur de tissu insignifiante sépare la clavicule de la partie postérieure du dos, même chez les sujets gras ; enfin, la sensation d'élasticité que l'on trouve à l'état normal est remplacée par une sensation de rudesse quelquefois absolue.

Quittant maintenant les indurations pulmonaires, examinons quelques autres états pathologiques.

A mesure que le tissu pulmonaire devient moins dense, la tonalité diminue beaucoup ; c'est là un fait évident dans l'emphysème, où l'on trouve que la résonnance est faible, lointaine, diffuse quelquefois.

Si nous examinons les différences de tonalité que l'on rencontre à l'état physiologique et à l'état pathologique dans les cas que nous venons d'examiner, nous voyons qu'au plus bas de l'échelle se range l'emphysème et la dilatation bronchique simple sans sclérose pulmonaire très accusée autour de bronches dilatées. A un degré plus haut se trouve l'état physiologique et au summum enfin les maladies à induration.

Il semblerait, au premier abord, si l'on s'en rapportait aux lois de la physique, il semblerait, dis-je, que la résonnance plessimétrique des liquides dût occuper une place intermédiaire entre les deux derniers degrés; il n'en est rien.

Dans les quelques cas qu'il nous a été donné d'observer jamais la résonnance du côté malade n'a différé de celle du côté sain, c'est là un point du reste sur lequel nous aurons à revenir bientôt.

Rappelons, en terminant ce chapitre, que nombre d'expériences ont été pratiquées par nous sur le cadavre que nous ne croyons pas devoir reproduire ici, et toujours depuis que nous avons acquis une assez grande habitude de la percussion auscultatoire, toujours dis-je, l'autopsie a vérifié les résultats de la clinique.

ÉTUDE DU SYMPTOME DANS LES DIVERSES MALADIES. SA VALEUR DIAGNOSTIQUE.

Pneumonie.

Dans la pneumonie, l'induration pulmonaire donne à l'auscultation plessimétrique un son à tonalité haute, le bruit perçu est sec, bref, et le point percuté paraît très rapproché de l'oreille.

C'est là un fait qui ressort clairement des observations que nous publions ici.

Observation I.

(Recueillie par M. Derignac, interne du service).

Notrel (Emile), âgé de 34 ans, menuisier, entré le 18 février 1881, salle Saint-Augustin, lit n° 2.

Le malade nous est amené dans l'agitation la plus grande il est impossible d'obtenir de lui aucun renseignement.

Tremblement très net des lèvres. Trémulations musculaires, secousses tendineuses. Il cherche à saisir avec les mains des objets imaginaires. Par instants le délire relativement calme fait place à un délire d'actions et de paroles bruyant, et qui nécessite une surveillance active.

État. Langue très sèche, rétractée, noirâtre, face injectée, vultueuse. Matité dans tout le poumon droit souffle au niveau de l'angle inférieur de l'omoplate. Râles crépitants périphériques au souffle. Retentissement de la voix.

Auscultation plessimétrique. On entend en percutant la clavicule ou le sternum un son sec, bref, non élastique.

Exagération des vibrations vocales. Rien en avant. Rien au cœur.

Urines. Pas d'albumine.

1 gr. sulfate de quinine. Potion de tood à 60. Vésicatoire.

Sorti du délire le malade nous donne les renseignements suivants :

Alcoolique. Il boit régulièrement plusieurs verres de vin rouge le matin, excès de boissons dans le reste de la journée. Pas de tremblement des mains. Quelques vomissements pituitaires le matin. Menuisier en bâtiments, se fatigue, dit-il, beaucoup; n'a jamais toussé l'hiver; jamais craché le sang ; jamais de sueurs nocturnes, jamais de diarrhée. A eu une arthrite tibio-tarsienne qui dura six mois et qu'il attribue à la fatigue. Il revenait de travailler, lorsqu'à déjeuner il fut pris de vomissements bilieux et de fièvre, le lendemain avec délire et ces phénomènes ont précédé de deux jours son entrée à l'hôpital.

22 février. Souffle disparu. Râles sous-crépitants de retour. Délire a cessé depuis le 19.

26 février. Respiration un peu soufflante avec persistance des autres symptômes mais bien atténués.

Le 28. Le malade va de mieux en mieux, il se lève.

Le 30. Respiration a peine soufflante encore. Il sort le 3 février,

Le 18 février, soir, T. 41.

Le 19, matin, T. 40,4 ; soir, T. 40,6.

Le 20, matin, T. 39,8 ; soir, T. 39,8.

Le 21, matin, T. 38,4 ; soir, T. 38,2.

Le 22, matin, T. 36,8 ; soir, T. 37,2.

Observation II (personnelle).

(Service de M. Moutard-Martin).

Laforest (Michel), 45 ans, maçon, entré le 8 avril 1881, salle Saint-Augustin, lit n° 3.

Se dit malade depuis le commencement du mois. Face rouge vultueuse, injectée. Respirations fréquentes. Matité sous la clavicule droite et dans la fosse sus-épineuse du même côté. Respiration forte. Râles muqueux disséminés dans les deux poumons. Au niveau des zones mates à droite en avant, râles crépitants ; en arrière, souffle tubaire très net avec râles crépitants périphériques.

La *résonnance plessimétrique* en ce point donne un son sec, bref, et la percussion claviculaire paraît très rapprochée de l'oreille, qu'on ausculte en arrière. Crachats rouillés.

10 avril. Râles crépitants dans toute la zone malade. Etat général mauvais.

Le 11. Mort.

Le 8, soir, 40,2.

Le 9, matin, T. 40; soir, T. 40,8.

Le 10, matin, T. 40 ; soir, T. 41.

Autopsie. Hépatisation grise de tout le lobe supérieur du poumon. Celui-ci forme une masse compacte dans son lobe inférieur.

Il resiste au doigt et crépite à la pression. A la coupe il s'écoule un liquide sanguinolent grisâtre.

Le poumon tombe au fond du vase.

Poumon gauche. Rien.

Reins et foie. Congestionnés.

OBSERVATION III (personnelle).

Pneumonie.

(Service de M. Moutard-Martin).

Seury (Lucien) âgé de 59 ans, charretier, entré le 11 mars 1881, salle Saint-Augustin, lit n° 18.

Malade depuis huit mois. Alcoolique.

Poumons. Tousse depuis trois ans. Râles muqueux disséminés dans les deux poumons.

Résonnance plessimétrique à droite donne un son sec, bref qui s'entend jusque dans la partie moyenne du poumon. Respiration soufflante à droite.

Cœur. Rien.

Pouls fréquent, petit, un peu irrégulier.

Pas de diarrhée.

Foie. Rien.

Urines. Pas d'albumine, pas d'œdème.

Face injectée vultueuse.

Le 12 mars. Après le repos du malade l'auscultation devenue plus facile laisse percevoir un souffle très net à droite et se faisant entendre surtout dans les parties moyenne et supérieure du poumon et occupant un espace plus large que la paume de la main.

Le 14. Souffle diminué. Râles crépitants.

Le 17. Sort guéri.

OBSERVATION IV (personnelle).

Pneumonie à droite.

(Service de M. le Dr Moutard-Martin).

Lanyert (Gilbert) 48 ans, menuisier, entré le 3 juin 1881, salle Saint-Augustin, lit n° 21.

Antécédents. Aurait eu il y a un an léger accès d'alcoolisme, pituite, tremblement des mains, insomnie.

Hier soir après son travail est pris de frissons. Point de côté au niveau du rebord costal sur la partie latérale droite de la poitrine.

Toux sèche depuis ce moment.

Inspection. Dilatation du thorax à droite.

Percussion. Matité absolue dans toute la partie moyenne du poumon droit. Vibrations vocales exagérées à droite.

Résonnance plessimétrique à tonalité très élevée, surtout lorsqu'on frappe sur la partie moyenne du sternum en auscultant à droite et en arrière.

Auscultation. Souffle tubaire. Voix tubaire dans la partie moyenne du poumon. Respiration exagérée au-dessus à droite et aussi dans tout le côté opposé.

Crachats muqueux adhérents rouillés.

Langue sèche, rétractée, noirâtre.

Pouls plein, fort.

Rien au cœur, les autres organes sains.

Urines. Pas d'albumine.

Le 4 juin. Souffle s'est étendu vers le sommet.

L'état général du malade est mauvais et nous ne pouvons prolonger l'examen.

Délire pendant la nuit.

Face injectée, vultueuse, violacée.

Soubresauts tendineux fréquents, carphologie.

Le 5. Mort dans la journée.

Le 3, soir, T. R. 41.

Le 4, matin, T. R. 41,4 ; soir; T. R. 41.

Autopsie. J'élimine la description des autres organes qui sont sains. Le poumon droit est lourd, pesant. A sa partie moyenne, on trouve un noyau induré du volume des deux poings, résistant sous le doigt et sous le scalpel, ne surnageant pas sur l'eau et de couleur rouge très accusée.

Mais ce n'est point une superfluité que de rechercher la résonnance plessimétrique dans les cas de pneumonie. Souvent la maladie reste masquée quelques heures ou plus longtemps même et va quelque fois jusqu'à rester ignorée lorsqu'elle se fut révélée à l'observateur si celui-ci eût recherché la résonnance plessimétrique.

Chez les malades en délire, chez les alcooliques qui, au début, présentent assez souvent des symptômes de delirium tremens, chez les malades dont la poitrine est remplie de râles, l'auscultation est fort difficile, d'autant qu'on ne peut à volonté les faire respirer.

Eh bien, l'auscultation plessimétrique peut alors donner d'excellents renseignements diagnostiques.

Aussi bien chez les vieillards, les gens affaiblis, les enfants et tous les malades en un mot qu'on ne peut faire à volonté respirer amplement, chez tous ceux-là, on peut, par l'auscultation plessimétrique seule, reconnaître une induration pulmonaire, et alors l'acuité des symptômes généraux, la fièvre, fixeront sur la nature de cette induration.

Nous publions ici une observation que nous devons à l'obligeance de M. Derignac et dans laquelle le diagnostic dès l'abord hésitant entre une pneumonie et une pleurésie fut fixé par la résonnance plessimétrique.

OBSERVATION V.

Pneumonie gauche.

(Recueillie par M. Derignac, interne, service de M. le Dr Moutard-Martin).

Maquet (Narcisse), 33 ans, couvreur, entré le 27 mai 1881, salle Saint-Augustin, n° 11.

Antécédents héréditaires. — Père mort à la suite d'une hémorrhagie qui eut lieu par la bouche. Il est difficile de discerner si cette hémorrhagie provenait de la poitrine ou de l'estomac.

Antécédents personnels. — N'a jamais été malade, tousse cependant quelquefois l'hiver.

Il y a cinq jours, a été pris de frisson, point de côté, céphalalgie, fièvre.

Actuellement, peu de gêne de la respiration ; la parole n'est ni brève ni entrecoupée ; 20 respirations par minute.

Palpation. — Exagération notable des vibrations dans toute la hauteur du poumon gauche.

Matité absolue dans toute cette région en avant et en arrière.

Résonnance plessimétrique. — Tonalité très élevée dans tout le côté gauche lorsqu'on percute la clavicule, le sternum ou les côtes.

Auscultation. — Soufffe dans toute la hauteur du poumon gauche s'accompagnant de râles crépitants à la partie déclive du poumon. Quelques râles humides au sommet. Cœur dévié, sa pointe bat à deux travers de doigts en dedans du mamelon ; point de souffle, point d'œdème. Rien à noter du côté droit, peut-être cependant un peu de respiration supplémentaire. Toux assez fréquente.

Crachats adhérents, visqueux, de coloration rouillée.

30 mai. Le souffle fait place dans la partie moyenne, à du râle crépitant.

2 juin. La respiration est soufflante dans toute l'éteudue du poumon, les râles ont disparu.

Le 12. Respiration soufflante encore. Percussion, submatité à gauche dans toute l'étendue du poumon. Résonnance plessimétrique, tonalité exagérée encore. dans tout ce côté ; mais bien moins que les premiers jours. Vibrations vocales toujours un peu exagérées.

Le 20. Respiration à peine soufflante. Submatité seulement. Résonnance plessimétrique de beaucoup diminuée si on la compare à celle des jours précédents, mais à tonalité encore plus élevée que la normale.

Le malade sort sur sa demande.

27 mai, matin, T. R. 39,2 ; soir, 39,5.

Le 28, matin, T. R. 39,2; soir, 38,6.

Le 29, matin, T. R. 38,4; soir, 38,6.

Le 30, matin, T. R. 37°; soir, 37°.

Réflexions. — Cette pneumonie aussi étendue et survenant chez un homme de 33 ans non débilité, se montrant avec peu de réaction générale, nous laissa dans le doute et l'on pensa un instant à l'existence d'une pleurésie malgré la présence des râles à la partie inférieure, râles qui, du reste, à l'entrée du malade, auraient pu être pris pour des frottements ; mais la tonalité élevée de la résonnance plessimétrique, tonalité si différente de celle que l'on observe dans les épanchements pleuraux, nous permit de ne pas hésiter sur le diagnostic avant même que nous ayons pu voir les crachats caractéristiques.

« Dans les cas douteux d'engorgement central du tissu pulmonaire, dit M. Gueneau, l'auscultation plessimétrique m'a fourni des renseignements utiles : ainsi, j'observais récemment une vieille femme qui se plaignait de dyspnée, de douleur dans le côté gauche avec congestion caractéristique de la face, la sonorité de la poitrine était normale, quoique dans la moitié inférieure le bruit respiratoire fût très faible et mêlé de râles sous-crépitants et qu'on y entendît de la bronchophonie. La percussion du sternum donnait un retentissement mat en dehors de la matité cardiaque. »

J'ai aperçu le même phénomène dans deux cas d'induration tuberculeuse probable au sommet du poumon droit.

Nous publions ici une observation de pneumonie centrale qui aurait pu passer jusqu'au lendemain méconnue, si l'on avait eu recours au symptôme que nous étudions.

Observation VI.

(Service de M. Labadie-Lagrave, M. Derignac, interne.)

Louise Dupont, 68 ans, brocheuse, entre le 14 janvier, salle Sainte-Monique, lit nº 18. Morte le 18.

Entrée la veille assez tard, cette malade est restée toute la nuit en délire et se trouve le matin à la visite dans l'impossibilité de donner aucun renseignement.

Langue sèche, noirâtre. Teinte un peu sub-ictérique des téguments. La percussion et la palpation ne font rien constater d'anormal.

L'auscultation à droite fait découvrir à la partie supérieure du tiers moyen du poumon une respiration un peu soufflante. La malade ne crache point.

Avec ces signes, le diagnostic restait hésitant, lorsque l'*auscultation plessimétrique* vint nous révéler une résonnance à tonalité élevée.

L'oreille appliquée en arrière, la percussion claviculaire fait percevoir un son sec très rapproché de l'oreille.

Cet examen qui annonçait une induration pulmonaire et l'élévation de la température vint nous montrer que nous avions affaire probablement à une pneumonie.

Dès le lendemain, 15 janvier, le souffle était des plus nets et des, râles crépitants qui n'étaient point entendus la veille se montraient dans la zone du souffle.

Le 19. La malade mourut.

14 janvier, matin, T. 39,4 ; soir, 39,6.

Le 15, matin, T. 38,2 ; soir, 38.8.

Le 16, matin, T. 38,4 ; soir, 38,8.

Le 17, matin, T. 38,8 ; soir, 38,4.

Le 18, matin, T. 38,4 ; soir, 38,6.

Autopsie. — Cœur un peu gros, aorte athéromateuse, reins petits, contractés, foie : rien ; cerveau : rien.

Poumon. — Noyau d'hépatisation dans tout le lobe moyen du poumon, hépatisation qui tend à envahir le lobe inférieur. A son centre, il présente une coloration grisâtre. Le poumon en ces points est dur, ne crépite pas, résiste sous le scalpel, tombe au fond de l'eau.

Dans cette observation, la fièvre seule pouvait faire soupçonner le diagnostic, les autres signes faisant défaut ; mais la résonnance plessimétrique est venue le fixer en démontrant la présence d'une induration dans le lobe moyen du poumon droit.

En résumé donc, l'auscultation plessimétrique donne constamment, dans la pneumonie, un son à tonalité haute, sec, bref ; le doigt qui percute semble très rapproché de l'oreille ; enfin, le doigt et l'oreille ressentent une perte absolue d'élasticité.

Ce symptôme avec ses caractères indiquant une induration pulmonaire fixe le diagnostic s'il existe déjà de la fièvre, et il peut faire reconnaître une pneumonie centrale bien avant qu'elle ne soit devenue superficielle. Il fixe le diagnostic hésitant entre une pleurésie et une pneumonie.

Enfin, avec toujours les caractères que nous lui avons assignés ici, il permet de porter le diagnostic d'induration pulmonaire dans les cas où l'auscultation est difficile ou impossible.

En tout cas, il reste un puissant adjuvant des autres moyens d'investigation.

Tuberculose pulmonaire.

Toujours dans la tuberculose on constate un son à tonalité élevée par l'auscultation plessimétrique, et le point où la tonalité atteint son maximum se trouve généralement sous la clavicule.

Le son est haut, sec, bref, et le point percuté paraît très rapproché de l'oreille. Le bruit de percussion est nettement perçu, facilement transmis à l'oreille comme le sont les bruits du cœur à la partie supérieure de la poitrine dans les cas d'induration, car là se trouvent réalisées toutes les règles que nous cherchions à poser dans la recherche de la percussion auscultatoire.

Observation VII.

Tuberculose.

(Recueillie par M. Dérignac, interne, service de M. Moutard-Martin.)

Catherine Maguetta, 26 ans, couturière, entre le 2 juin 1881, salle Sainte-Monique, n° 9.

Antécédents. — Père et mère bien portants. Sans frères ni sœurs.

Malade depuis deux mois. N'a jamais craché le sang. Il y a un an eut une petite fille et ne put la nourrir, car déjà elle était anémique. Un peu d'anhelation lorsqu'elle a marché. Face pâle. Conjonctives décolorées ainsi que les autres muqueuses. Dyspepsies fréquentes.

Depuis quelque temps, sueurs locales sur le devant de la poitrine pendant la nuit. Rêvasseries pénibles. Douleurs qui varient assez fréquemment de siège, mais qui paraissent se montrer de préférence entre les deux épaules.

Point de dérangement dans l'époque d'apparition, la durée, l'abondance des règles.

Inspection. — Thorax un peu rétréci et aplati dans les creux sous-claviculaires et dans les fosses sus-épineuses.

Percussion. — Rien de net, peut-être un peu de résistance au doigt sous la clavicule droite.

Palpation. — Peut-être un peu d'exagération des vibrations vocales en ce point.

Résonnance plessimétrique à tonalité plus élevée à droite.

Auscultation. — Inspiration rude, sèche. Expiration prolongée, saccadée à gauche. A droite, mêmes signes, et de plus quelques craquements à droite et au sommet.

Deux granules de diascoride. Huile de foie de morue. Vin de quinquina.

La malade sort le 27 juin.

Observation VIII.

Tuberculose pulmonaire.

(Recueillie par M. Dérignac, interne, service de M. Labadie-Lagrave.)

La nommée B..., âgée de 27 ans, profession de domestique, entrée le 7 janvier 1880, salle Sainte-Monique, lit n° 5.

Antécédents héréditaires. — Nuls.

Antécédents personnels. — Bronchite il y a cinq ans, et pour laquelle elle resta neuf semaines à Beaujon; depuis fièvre typhoïde il y a trois ans.

Pas d'hémoptysie, pas de sueurs la nuit, pas de diarrhée. Toux grasse, assez fréquente, se reproduisant par quintes et qui provoque des nausées et des vomissements quelquefois.

Il y a un mois elle se refroidit fortement les membres inférieurs en lavant un parquet, et fut prise dès lors de céphalalgie, de fièvre qui dura à peu près huit jours, et tout ceci sans point de côté.

Inspection. — Point de déformation thoracique.

Palpation. — Vibrations vocales affaiblies aux deux bases, surtout à gauche, exagérées au sommet.

Percussion. — Sonorité plus forte à gauche.

Résonnance plessimétrique. — Elle donne un son à tonalité élevée aux deux sommets.

Auscultation. — Murmure diminué aux bases, respiration puérile aux sommets, râles en avant aux deux sommets. Voix auscultée, résonne assez fort aux sommets en arrière et dans les dernières syllabes laisse percevoir un souffle à l'expiration, très-net.

Rien dans les autres organes.

Deux granules diascorides. Vin de quinquina.

23 janvier. A la suite d'un séjour prolongé au froid dans un couloir, la malade est prise de fièvre accentuée, surtout le soir, où elle atteint 38,5 ou 38,8 ; le pouls est fort fréquent, la langue blanche ; la dyspnée, légère jusqu'ici, devient plus accusée, pas de modification du côté des poumons.

Potion diacode.

Le 25. Thorax et auscultation du thorax, râle dans les deux poumons. Respiration un peu soufflante aux sommets.

Résonnance vocale très nette en ces points. Résonnance plessimétrique donne un son sec très net.

3 février. Les symptômes s'amendent, la fièvre tombe.

Le 10. La malade ne conserve qu'un petit mouvement fébrile le soir, mais les symptômes pulmonaires persistent.

Elle sort le 17. Rien ne s'étant modifié dans son état.

Au niveau des cavernes, dit M. Gueneau de Mussy, « la consonnance plessimétrique varie selon l'étendue de l'excavation, la position plus ou moins superficielle qu'elle occupe, l'épaisseur de ses parois. Dans beaucoup de cas la vibration est nulle, le son perçu est mat et aigu.

« Si la caverne est vaste et superficielle, le son peut être fort, retentissant, mais il est *très aigu*, il rappelle quelquefois le son caverneux obtenu par la percussion directe; dans des cas très rares, il a cette trémulence spéciale à laquelle on a donné le nom de *pot fêlé*. L'acuité du son m'a paru être le caractère général de la consonnance perçue au niveau des cavernes. »

L'observation suivante a donné un son très aigu, comme le veut M. Gueneau avec, timbre argentin.

Observation IX.

Tuberculose pulmonaire. Poussée aiguë. Caverne.

(Recueillie par M. Dérignac, interne, service de M. Labadie-Lagrave.)

Françoise Mazet, 32 ans, domestique, entrée le 4 février, salle Sainte-Monique, nº 14.

Antécédents héréditaires. — Père, 77 ans, se porte bien. Six frères bien portants. Quatre autres morts dans leur enfance, elle ne sait de quelles maladies.

Antécédents personnels. — Depuis l'hiver passé, elle a commencé à tousser. N'a pas eu d'hémoptysies. N'a pas eu de dérangement de règles depuis quatre mois. Sueurs abondantes la nuit. Diarrhée en novembre et en décembre, a maigri beaucoup. Face un peu violacée. Respiration gênée, haletante. Parole brève, saccadée.

Poumons. — Percussion, matité aux sommets, surtout à gauche en arrière; en avant, submatité à droite avec perte absolue d'élasticité sous le doigt.

Palpation. — Vibrations vocales exagérées surtout à gauche en arrière et au sommet.

Auscultation plessimétrique. — Elle donne une tonalité très élevée à gauche avec timbre argentin.

Auscultation. — En arrière, respiration tubaire à gauche; à droite, respiration soufflante, expiration prolongée, retentissement vocal. En avant, gargouillement à gauche, souffle amphorique sous la clavicule; à droite, nombreux râles muqueux.

Mort le 30 mars.

Autopsie. — Poumons contiennent nombreux tubercules disséminés dans les parties inférieures et conglomérés en une masse du volume d'une noix au sommet du poumon droit.

A gauche, il existe une caverne du volume d'une orange séparée de la paroi antérieure du thorax par une mince épaisseur de tissu pulmonaire induré farci de tubercules.

Autres organes. — Rien d'important à noter.

Cette observation montre que la résonnance plus grande au sommet coïncide en ce point avec le maximum des lésions. A droite, en effet, il existait une masse indurée du volume d'une noix ; à gauche, au contraire, une caverne spacieuse. La tonalité très élevé à gauche s'explique probablement par la condensation considérable du tissu pulmonaire au pourtour de l'excavation.

Mais c'est surtout au début de la tuberculose que la percussion ausculatoire peut rendre de très grands services en venant corroborer les signes déjà existants de la tuberculose.

OBSERVATION X (personnelle).

Tuberculose au début.

(Service de M. le Dr Labadie-Lagrave.)

Colourgès (Anna), 24 ans, blanchisseuse. Entrée le 11 mars, salle Saint-Dominique, n° 18.

Antécédents héréditaires. —Mère morte d'une maladie de cœur. Père mort d'accident.

Un frère qui a eu une fluxion de poitrine ; un autre frère se porte bien.

Antécédents personnels. — Tousse l'hiver, mais pour la première fois souffre quelque peu depuis trois semaines. A cette époque elle eut quelques frissons et ressentit de la douleur interscapulaire. N'a jamais eu de diarrhée. Pas d'hémoptysies. Sueurs la nuit. Tousse un peu, ne crache pas. Inappétence, langue à peu près nette, pas de vomissements.

Respiration forte aux sommets. Expiration saccadée, un peu rude, prolongée.

Palpation. — Ne donne pas d'exagération marquées de vibrations.

Percussion. — Ne dénote rien de net.

Résonnance plessimétrique donne un son sec, élevé. Il semble que le doigt répercutant la clavicule frappe directement dans l'oreille.

Deux granules de dioscoride. Huile de foie de morue. Vin de quinquina.

Sort le 15 avril, avec état général bon, mais persistance des signes physiques.

OBSERVATION XI (personnelle).

(Service de M. Moutard-Martin.)

Rachel (Louise), 20 ans, couturière. Entrée le 25 mars 1881, salle Sainte-Monique, nº 12.

Rhumatisme dans les mains et les genoux il y a six ans. Depuis deux mois, douleurs interscapulaires et douleurs de courbature dans les membres. Maigrit depuis six mois. S'essouffle facilement. Toux sèche depuis longtemps. Un peu de diarrhée. Respiration faible dans tous les sommets. Quelques craquements çà et là Rien au cœur. Rien aux vaisseaux.

Utérus. — Douleurs à droite à la pression.

Inspection. — Poitrine effilée, aplatie, au niveau des creux sous-claviculaires et de la fosse sus-épineuse.

Palpation. — Exagération des vibrations vocales aux deux sommets.

Percussion. — Rien de net.

Résonnance plessimétrique à tonalité élevée aux sommets.

Auscultation. — Respiration faible aux deux sommets, expiration prolongée en avant et à droite. Quelques craquements secs çà et là et disséminés aux deux sommets.

Cœur. — Rien.

Utérus. — Un peu de douleur à la pression sur le ligament large droit.

Autres organes. — Rien.

Deux granules dioscoride par jour. Vin de quinquina. Huile de foie de morue.

Sort le 15 mai, dans le même état ou à peu près.

Dans quelques cas on voit même des symptômes manquer au début de la tuberculose et le diagnostic rester incertain. L'auscultation plessimétrique peut dans ces cas rendre de réels services. L'observation qui suit est un exemple frappant de ce que nous avançons ici ; et nous sommes convaincus que nombre de fois le diagnostic reste hésitant quelque temps au moins au début de la tuberculose, qui eût été plutôt établi si on avait eu recours au symptôme qui nous occupe.

Observation XII (personnelle).

Tuberculose pulmonaire.

(Service de M. Labadie-Lagrave).

Vigereaux (Marie-Louise), couturière, âgée de 26 ans. Entrée le 11 janvier 1881, salle Sainte-Monique, nº 13.

Antécédents héréditaires. — Mère morte tuberculeuse.

Antécédents personnels. — Fluxion de poitrine il y a trois ans. Pas d'hémoptysie. Jamais de diarrhée. Sueurs nocturnes. Fièvre le soir.

Toux fréquente et quinteuse, plus souvent sèche. Crachats blancs, verdâtres, aérés, nageant dans un liquide séreux. Etat général bon. La malade dit avoir maigri depuis quelque temps, un peu de laryngite. Voix éraillée, un peu de douleur à la pression du cartilage thyroïde Toux quelque peu éructante par instants.

Auscultation. — Respiration forte, expiration prolongée, à gauche en avant.

Respiration faible à droite; quelques râles à gauche.

Palpation. — Rien.

Percussion. — Rien.

Résonnance plessimétrique donne un son sec, et la percussion semble se faire plus rapprochée de l'oreille qu'à l'état normal.

19 janvier. Crachats un peu sanguinolents, un peu rouillés. Signe de percussion : péri-tuberculeuse; fièvre, 39. Un peu de dyspnée. (Sulfate de quinine, 0,75; julep opiacé, 40 gr.)

Le 21. Tout reste dans l'ordre.

3 février. La malade sort sur sa demande.

Réflexion. — La résonnance a donné signe, alors que la percussion et la palpation ne disaient rien, et cependant nous avons bien affaire à une tuberculeuse, puisque l'auscultation nous a revélé des signes d'induration, puisque la malade a eu une poussée aiguë avec crachats rouillés, puisqu'il y a de la laryngite.

Pneumothorax.

Dans le pneumothorax, dit Laënnec, « on peut estimer l'étendue de l'espace occupé par l'air en auscultant et percutant en même temps dans différents points ; on entend alors une resonnance semblable à celle d'un tonneau vide, et mêlée par moments de tintement. »

C'est là un phénomène que nous avons observé dans les deux observations que nous publions aussi, et dans lesquelles l'auscultation plessimétrique pratiquée à l'aide de pièces de monnaie nous a nettement fait percevoir le bruit d'airain.

Mais pour percevoir le bruit d'airain tel que l'a recherché et trouvé Laënnec, est-il nécessaire de prendre comme plessimètre la pièce de monnaie? Nos recherches personnelles nous ont fait percevoir dans un cas le bruit d'airain par la percussion plessimétrique ordinaire tout aussi nettement que par le procédé de Trousseau.

OBSERVATION XIII (personnelle).

Tuberculose pulmonaire. Pneumothorax.

(Service de M. Labadie-Lagrave).

Désiré Barataud, âgé de 24 ans, dessinateur lithographe. Entre le 8 février 1881, salle Saint-Augustin, n° 7.

Antécédents héréditaires. — Père, 46 ans, se porte bien. Mère morte suite de couches. Un frère vivant et bien portant ; trois sont morts.

Antécédents personnels. — Scarlatine à 9 ans. Pas d'accès avoué d'alcoolisme. A commencé à tousser le 25 octobre. Sueurs nocturnes. Amaigrissement depuis quelque temps. Pas de rêves la nuit. Diarrhée depuis quinze jours. Toux grasse, fréquente le matin. Depuis le mois de janvier, obligé de garder le lit. A été subitement pris de dyspnée extrême il y a quinze jours.

En arrière à gauche, matité dans toute la hauteur du poumon. Vibrations vocales diminuées ou abolies dans les 2/3 supérieurs du poumon, nulles en bas.

Quelques points diaphragmatiques très nets. Dilatation énorme de tout le côté gauche du thorax.

Les espèces ne suivant pas les mouvements respiratoires ne se dilatent plus.

La respiration diaphragmatique ne dilate plus la base du thorax.

Percussion très douloureuse sur tout le côté gauche du thorax.

Résonnance plessimétrique. — Dans la zone où se rencontrent les signes précédents, bruit analogue à celui qu'on obtient en frappant sur un tonneau vide, suivant la comparaison de Laënnec; pratiquée avec pièces de monnaie, la percussion nous fait percevoir le bruit d'airain; pratiquée ensuite par la percussion immédiate, le bruit d'airain nous parvient tout aussi net.

A l'auscultation, en arrière à droite, la respiration est forte dans toute l'étendue du poumon. Râles, craquements au sommet. Expiration saccadée.

En arrière à gauche, dans toute l'étendue du poumon, respiration, voix, toux amphoriques. Bruit d'airain. Succussion hippocratique.

En avant, où la tonalité est exagérée et tympanique dans toute l'étendue du poumon et qui déborde en avant, limite droite du sternum, on perçoit les mêmes signes stéthoscopiques qu'en arrière et, de plus, tintement métallique.

Crachats blancs, spumeux dans la partie inférieure, laissant au fond du vase coagulum grisâtre ; pas de crachats nummulaires.

Suffocations quand il se couche sur le côté gauche.

15 février. Succussion hipocratique très nette. Dyspnée intense.

Le 20. Dyspnée un peu diminuée. Cet état persiste jusqu'au 10 mars, où le malade demande à quitter l'hôpital.

Observation XIV.

Pneumothorax.

(Recueillie par M. Dérignac, interne du service).

La nommée Guduc (Marie) âgée de 23 ans, ménagère, entre le 25 juin 1881, salle Sainte-Monique, lit n° 23, service de M. Moutard-Martin.

Antécédents héréditaires. — Nuls.

Antécédents personnels. — Jamais malade jusqu'au mois de février 1881. A cette époque, elle eut, dit-elle, un rhume intense, et depuis son apparition elle n'a cessé de tousser. Elle a aussi maigri quelque peu, enfin elle a aussi de temps en temps un peu de diarrhée.

Inspection. — Rien à noter.

Palpation. — Rien de net.

Percussion. — Rien de net.

Résonnance vocale exagérée bien nettement aux deux sommets.

Auscultation. — Râles muqueux fins et rares aux deux bases ; respiration rude, expiration prolongée aux deux sommets. Quelques râles humides plus nombreux au sommet droit.

Le 27. Subitement, douleur, dyspnée intense, anxiété extrême, fa violacée, bouffie ; lèvres flasques, pendantes, inhalation extrême.

Percussion. — Sonorité exagérée à droite dans toute l'étendue du poumon.

Vibrations vocales. — Diminuées.

Résonnance plessimétrique. — Donne absolument le bruit de tonneau vide qu'on percute, tel que l'a décrit Laënnec. La percussion, pratiquée avec deux pièces de monnaie, l'oreille perçoit on ne peut plus nettement, dans toute la hauteur de la poitrine, le bruit d'airain.

Le doigt, percutant les apophyses épineuses pendant qu'on ausculte en avant la région hépatique, nous reconnaissons que la cavité atteint la huitième vertèbre dorsale.

Auscultation. — Souffle amphorique, lentement métallique, et le 3 juillet on perçoit dans les parties déclives tout à fait la fluctuation hippocratique.

13 juillet. Mort rapide, avec dyspnée extrême, et sans modification dans l'examen physique de la malade.

Autopsie. — Le cadavre ouvert sous l'eau à l'aide d'aiguilles enfoncées profondément et simultanément au niveau des deuxième, troisième, quatrième, cinquième, dixième, onzième espaces, pour fixer les organes dans la situation qu'ils occupaient lorsque la poitrine était encore pleine d'air, laisser échapper une grande quantité de bulles gazeuses.

Le poumon droit est ratatiné sur la colonne, recouvert de fausses membranes, épaisses, purulentes. Point de cavernes. Tubercules miliaires dissséminés çà et là. L'adhérence intime du poumon à la gouttière costo-vertèbrale, son revêtement complet par des fausses membranes épaisses, la difficulté de l'enlever, nous a mis dans l'impossibilité absolue de découvrir la cirrhose pulmonaire. Le poumon gauche présente, lui aussi, des tubercules miliaires çà et là disséminés.

Le foie, dont nous avions cherché le niveau supérieur pendant la vie à l'aide de la résonnance plessimètrique, remonte jusqu'à la huitième dorsale, comme nous l'avons constaté. Au-dessus de lui existe une couche de liquide purulent, que ce moyen d'exploration eût laissé méconnue, si nous n'avions eu à notre disposition la fluctuation hippocratique.

Dans le pneumothorax, l'auscultation peut rendre de grands service. Voici comment s'explique M. Gueneau de Mussy à ce sujet : « Dans les cas où le pneumothorax ne communique pas, ou ne communique plus avec les bronches, le bruit d'airain peut devenir un des signes les plus importants de cette affection. Vous n'avez alors ni toux amphorique ni tintement métallique ; le silence du bruit respiratoire, est le seul phénomène qui se révèle à l'auscultation, phénomène important sans doute, car l'absence de murmure vésiculaire ne se rencontre ordinairement à ce degré ni dans l'emphysème, ni dans l'adénopathie bronchique, et si, sous l'influence d'une tension excessive de l'air épanché, on peut voir parfois se changer en matité le son tympanique qui accompagne toujours le pneumothorax, cette matité n'est jamais aussi complète, et en aucun cas elle n'offre cette résistance au doigt qu'on trouve dans l'épanchemant pleurétique, qui peut lui aussi abolir complètement le murmure respiratoire. Cependant ces présomptions, quel que bien fondées qu'elles puissent être, n'ont pas la valeur pathognomonique du bruit d'airain. (*France médicale*, 1875, page 457.)

Adénopathie trachéo-bronchique.

Dans l'adénopathie trachéo-bronchique l'auscultation plessimétrique donne un son sec, bref, à tonalité haute. Mais ce bruit n'a de valeur qu'autant qu'on peut le percevoir au-dessus de la base du cœur, cet organe masquant lui-même les indurations situées à son niveau. Dans une des observations que nous publions ici, ces modifications étaiént nettes.

Observation XV (personnelle).

Adénopathie trachéo-bronchique.

(Service de M. Moutard-Martin).

Soussengeux, âgé de 20 ans, doreur, entré le 8 février 1881 salle Saint-Augustin, lit n° 16.

Antécédents héréditaires. — Père mort de variole, mère morte de la poitrine, frères et sœurs bien portants.

Antécédents personnels. — Pas de rougeole, de coqueluche, de fièvre typhoïde. A eu une angine il y a quatre ans et toujours la voix enrouée, et depuis deux ans s'aperçut qu'elle s'éteignait graduellement de plus en plus. Il eut de la dyspnée très intense à ce moment, et fut contraint d'entrer à l'Hôtel-Dieu, dans le service que faisait M. Huchard. Celui-ci le traita pour une adénopathie trachéo-bronchique. Jamais d'hémoptysie, pas de sueurs nocturnes, point de diarrhée. Depuis deux ans, il a maigri beaucoup, il perd surtout, dit-il, de ses forces. Toux grasse non quinteuse, ne crache pas. Pas de syphilis.

Percussion. — En arrière, zone mate des deux côtés, s'étendant de l'espace qui sépare la deuxième vertèbre dorsale de la sixième. En avant, sonorité moindre que dans le reste du poumon. Matité depuis le premier espace intercostal jusqu'au quatrième. Sonorité plus grande dans les parties déclives.

Palpation. — En arrière, vibrations vocales plutôt affaiblies. En avant également.

Résonnance plessimétrique. — Donne un son mat jusqu'au niveau de la deuxième apophyse épineuse dorsale, lorsqu'on percute la poignée du sternum, et cette zone de matité se prolonge en bas, jusqu'au niveau de la limite inférieure de la matité cardiaque.

Auscultation. — Respiration fort affaiblie en arrière, accompagnée d'une sorte de ronflement, quelques gros râles muqueux. En avant, absence complète de la respiration. On entend quelques râles muqueux, mais indistincts. A droite on n'entend rien.

La voix retentit encore à droite. A gauche elle n'est pas entendue du tout.

Toux laryngée. La résonnance qu'elle produit semble ne pouvoir se faire entendre jusqu'au fond de la poitrine, empêchée qu'elle serait par un obstacle sur le trajet des bronches.

Inspection. — Le thorax se dilate peu ou point. La respiration diaphragmatique élève à peine les côtes. Creux sus-sternal peu accusé.

Dépression épigastrique accusée. Dépression du creux sus-claviculaire. Les muscles inspirateurs et leurs accessoires se contractent violemment, mais en vain.

Enfin aurait eu, lors de la première attaque, œdème de la face, sans œdème des membres.

Urines. Pas d'albumine.

Rate grosse. Foie normal. Cœur. Rien.

Artères un peu bondissantes, mais ne donnant pas cependant le pouls de Corrigan.

Pas de troubles de la sensibilité.

Cette observation est intéressante car on trouve de la matité dans la zone occupée par les ganglions; de la résonnance plessimétrique anormale remontant jusqu'à la deuxième apophyse épineuse du dos et qui en bas se confond avec la matité cardiaque.

OBSERVATION XVI (personnelle).

Rougeole.

(Service de M. le Dr Moutard-Martin).

Tabareau (Pierre), 30 ans, boulanger, n° 11.

Entre le 8 juillet. Enrhumé le 4. Plus malade le 6. Eruption le 7. Entre le 8.

Le 14. Au niveau des troisième, quatrième et cinquième dorsales, on trouve un peu de matité. Un peu de toux, grasse, non coqueluchoïde

La résonnance plessimétrique est peut-être exagérée au niveau des zones mates ; mais la présence du cœur empêche absolument de séparer ce qui revient à cet organe de ce qui pourrait être mis sur le compte de l'adénopathie.

Emphysème pulmonaire.

« Une tension considérable du thorax, comme celle qui accompagne l'emphysème, assourdit le son et diminue la vibrance. »

Dans l'immense majorité des cas, la vibration semble

abolie, éteinte et le bruit de percussion paraît fort lointain, c'est là au moins ce qui ressort des faits que nous publions ici.

Observation XVII.

Catarrhe et emphysème. Albuminurie par gêne circulatoire.

Recueillie par M. Dérignac, interne, service de M. Labadie-Lagrave).

Guérin (Gaston), âgé de 29 ans, menuisier, entré le 4 mars 1881, salle Saint-Augustin, lit n° 12.

Antécédents héréditaires. — Mère morte folle.

Père mort d'apoplexie, une sœur qui a été un peu folle.

Antécédents personnels. — Un peu d'alcoolisme, bronchites fréquentes, face tirée à gauche, sillon genio-labial droit effacé. Le malade n'a jamais eu d'attaques dans lesquelles il ait perdu connaissance. Il est fort également des deux côtés. Sensibilité : tact, chaleur, douleur absolument intacts.

En arrière, sonorité exagérée surtout à droite, vibrations vocales plus fortes à gauche, râles ronflants, quelques râles muqueux surtout aux fosses sus-épineuses, inspiration humée, sifflante et prolongée.

En avant, respiration pénible sous la clavicule droite.

Les crachats blancs laissent déposer une couche de liquide au fond du vase, tandis qu'une autre couche spumeuse, blanchâtre, nage à la surface.

Toux quinteuse, fréquente, un peu aigre.

Respiration fréquente et difficile.

Palpation. — Diminution légère des vibrations.

Percussion. — Sonorité exagérée.

Résonnance plessimétrique donne un son à tonalité basse, sourd, diffus, lointain.

Inspection. — Saillies cléido-costales.

Cœur masqué par lames pulmonaires emphysémateuses ; aussi la résonnance plessimétrique quand on frappe en avant sur le sternum et les côtes, pendant qu'on ausculte en arrière, dénote un volume assez notable de l'organe.

Pouls petit, régulier, point d'athérome, point de pouls veineux ni de reflux jugulaire.

Pouls veineux dans les clavicules des deux côtés.

Urines. Un peu d'albumine : quantité, 1,500 grammes ; densité, 1,025 ; urée, 20 grammes par jour.

Foie un peu gros, six travers de doigt. Poitrine globuleuse. Accès d'asthme, surtout la nuit. Œdèmes. Ipéca, 1 gr. 50.

Le 8. Plus d'albumine. Signes de catarrhe de beaucoup atténués.

Le 20. Guéri. Sort.

Cette observation est intéressante, car la diminution de sonorité, et par conséquent la résonnance, a fait reconnaître un cœur gros, alors que la percussion était impossible, grâce à la présence des lames pulmonaires emphysémateuses au devant du cœur.

Observation XVIII.

Sclérose pulmonaire.

(Recueillie par M. Dérignac, interne, service de M. Moutard-Martin.)

Dié (Nicolas), 31 ans, couvreur, entré le 30 janvier 1881, salle Saint-Augustin, lit n° 5.

Antécédents héréditaires. — Nuls.

Personnels. — Alcoolisme. Pas de syphilis, fièvres intermittentes en Afrique en 1877, fièvres qui n'ont pas reparu depuis. Pleurésie qui aurait été soignée par M. Moutard-Martin en août 1879 et qui dura cinq semaines.

Aurait eu quelques points de côté passagers pendant les grandes manœuvres en 1871-72.

Il y a quinze jours, point de côté à gauche dans l'aisselle.

Toux grasse assez fréquente et qui expulse des crachats mousseux au milieu desquels nage une masse jaune verdâtre déchiquetée.

A l'inspection du thorax, il présente une dilatation globuleuse. Saillies sous-claviculaires.

Palpation. — Diminution des vibrations vocales.

Auscultation. — Respiration forte que l'on entend sous les clavicules. Inspiration humée sifflante, expiration prolongée. Râles muqueux et disséminés.

Percussion. — Sonorité dans toute l'étendue du thorax.

Résonnance plessimétrique de beaucoup diminuée.

Langue blanche, nausées, constipation. Ipéca, 1 gr. 50

5 janvier. Amélioration notable. Potion diacodée.

Le 15. Sort de l'hôpital.

Observation XIX (personnelle).

Grippe. Sclérose pulmonaire.

(Service de M. Moutard-Martin.)

Charpentier, 34 ans, journalier, salle Saint-Augustin, lit n° 6.

Antécédents héréditaires. — Père mort de variole. Mère morte à la suite d'une longue maladie, caractérisée par douleurs d'estomac. Frères bien portants.

Antécédents personnels. — Jamais été malade.

Oreilles. — Phlegmon, dit-il? Actuellement se plaint de douleurs de côté à gauche et souffrirait davantage lorsqu'il se couche sur le côté droit.

Poumons. — Sonorité exagérée.

En avant, la matité cardiaque est masquée. En arrière, un peu de sonorité à la percussion.

Auscultation. — Respiration rude et prolongée à gauche surtout et en avant. Creux sous et sus-claviculaires bombés.

La *résonnance plessimétrique* donne un son sourd diffus, lointain.

Cœur. — Rien.

Foie. — Rien.

Rate. — Rien. Ipéca, 1 gr. 50.

Le malade sort le 8 avril, amélioré.

Intestin. — Un peu de douleur iliaque. Diarrhée depuis dix jours.

Langue étalée, humide. Crachats spumeux et laissant liquide clair au fond du vase.

Pleurésie.

Contrairement à ce que semblait indiquer la théorie de la percussion, l'auscultation donne un son à peine altéré, si on le compare à celui du côté sain.

Nous apprécierons, après notre deuxième observation, les causes qui peuvent faire varier ce phénomène.

Cependant, le déplacement du cœur, qui survenait dans quelques cas, peut être perçu par l'auscultation plessimétrique et faire prévoir un épanchement ou son augmentation.

« Il y a quelques semaines, dit M. Gueneau de Mussy, j'examinais, par cette méthode, une jeune femme chez laquelle existait un vaste épanchement dans le côté gauche de la poitrine. Je fus très étonné d'entendre un retentissement mat bien au-dessus du point que le foie occupe ordinairement; bien que la percussion directe donnât, dans cette région, un son clair et même un peu tympanique, l'exploration de la région antérieure me fit constater que, depuis la veille, le cœur avait passé du côté droit du thorax, par un accroissement subit de la collection pleurale, et qu'il battait sous la mamelle droite. »

Observation XX (personnelle).

Pleurésie gauche.

(Service de M. Moutard-Martin.)

Dubosq (Eugène), 30 ans, gardien de salle, entré le 27 mai, salle Saint-Augustin, lit n° 24.

Père mort à 55 ans, on ne sait de quoi. Mère se porte bien.

Le malade a été bien portant jusqu'à il y a trois mois, époque à laquelle il fut obligé de quitter son travail. Depuis trois semaines, il éprouve quelquefois des petits frissons et à deux ou trois reprises il a eu de la diarrhée, ainsi qu'un peu d'amaigrissement, et perte de l'appétit depuis cette époque.

Inspection. — Thorax dilaté à gauche.

Percussion. — Matité dans toute la hauteur du poumon.

Palpation. — Absence de vibrations vocales de ce côté, résonnance vocale à tonalité élevée au sommet.

Auscultation. — Souffle dans toute la hauteur du poumon, souffle aigre peu intense à droite, respiration rude, submatité dans la fosse sus-épineuse. En avant, matité jusqu'à la clavicule gauche, où il y a absence absolue du murmure respiratoire. A droite où la respiration est exagérée quelques craquements secs. Submatité sous la clavicule. Pas de douleur thoracique.

Cœur un peu dévié à droite ; le pouls bat à trois doigts en dedans du mamelon.

Cette observation nous a paru intéressante à rapporter, car, comme dans la précédente, nous n'avons point noté de modifications de l'auscultation plessimétrique dans les zones occupées par l'épanchement.

A la partie supérieure seule, elle se montrait à tonalité assez haute. Cest là, dans l'espèce, un signe qui peut acquérir une grande valeur, étant donnés, en effet, les quelques signes de tuberculose, tout au moins probables, trouvés à droite : craquements, expiration prolongée, respiration rude, submatité.

On peut se demander si la résonnance plessimétrique à tonalité élevée, dans la partie supérieure du côté gauche, ne tenait point à une induration pulmonaire.

Deux cas, en effet, peuvent être distingués, dans lesquels on rencontre de l'induration pulmonaire au sommet, dans la pleurésie. Dans l'un, elle est causée par le refoulement du poumon à la partie supérieure du thorax ; dans l'autre, elle est due à la présence de tubercules, et c'est à la dernière hypothèse qu'il faudra songer, si des signes de tuberculose existent déjà de l'autre côté.

Observation XXI.

Pleurésie.

(Recueillie par M. Dérignac et due à l'obligeance de MM. Dreyfus-Brissac, chef de service, et Labbé, interne de la salle dans laquelle elle a été recueillie.)

Framboure (Jean), âgé de 17 ans, maçon, entré le 12 mai 1881, salle Saint-Louis, lit n° 5.

Antécédents héréditaires. — Mère morte il y a cinq ans de fluxion de poitrine. Frère se porte bien.

Antécédents personnels. — Avait eu une fluxion de poitrine étant jeune.

Etat. — Il y a deux mois, point de côté à gauche, toux, dyspnée à la suite d'ingestion d'eau froide. Crachats sanguinolents à cette époque, sueurs nocturnes, mais peu abondantes.

Température par oscillations descendantes de 0,05 c. par jour à peu près de 40°, la température est descendue régulièrement à 37,8.

Le 13 juin, poussée qui élève la température à 40 degrés.

Le 14, T. 41.

Le 15, T. 40.

Depuis ce jour, oscillations qui maintiennent le degré thermique entre 37,5 et 38,5

Inspection. — Dilatation énorme de tout le côté gauche de la poitrine. Voussure sous-claviculaire très nette. Dilatation et voussure des espaces intercostaux. Le côté du thorax ne subit point l'influence des mouvements respiratoires.

Palpation. — Absence absolue de vibrations vocales à gauche. A droite elles sont normales.

Percussion. — Matité absolue dans tout le côté gauche, depuis la base extrême du thorax jusqu'à la clavicule. Perte absolue d'élasticité sous le doigt.

Résonnance plessimétrique donne le même résultat, reste à la même hauteur de l'un et de l'autre côté.

Auscultation. — Souffle intense dans toute la hauteur du poumon. Voix tubaire très nette. Côté droit, respiration supplémentaire, mais qui n'a rien perdu de sa souplesse. Point de râles.

Cœur fortement dévié sa pointe bat derrière l'appendice xyphoïde.

Face pâle, bouffie, chairs flasques, molles, jamais de diarrhée. Autres organes sains.

La durée de la pleurésie, la marche de la température faisaient prévoir la nature purulente de l'épanchement.

Une ponction pratiquée, il y a quelques jours, corrobore ces vues. On peut se demander si la nature purulente du liquide ne joue pas un rôle dans la transmission des ondes sonores et si, comme dans la pectoriloquie aphone, l'homogénéité du liquide ne joue point un rôle important.

Du reste, la quantité de liquide, le degré de compression du poumon, l'existence ou non de tubercules et de fausses membranes, doivent certes, dans la pleurésie, faire varier beaucoup la hauteur du son dans l'auscultation plessimétrique. Mais ce sont de simples vues de l'esprit et que l'absence d'observation nous a empêché de contrôler.

Il résulte toutefois bien nettement de notre observation que, dans la pleurésie purulente avec épanchement dont nous venons de parler, l'auscultation plessimétrique n'a subi aucune modification. C'est là un fait à enregistrer.

En somme, la percussion auscultatoire peut, on le voit, rendre de grands services dans le diagnostic des affections pulmonaires et surtout dans les *indurations* aiguës ou chroniques de l'organe, et sa valeur est considérable dans l'étude de la pneumonie et de la tuberculose au début. Mais, à elle seule, elle est impuissante à faire reconnaître la *nature* de la lésion, et ce n'est qu'en s'aidant des commémoratifs, en interrogeant les antécédents du malade ou encore des symptômes cocomitants et la marche de la maladie, qu'on pourra arriver à cette dernière partie du diagnostic. Il est cependant des cas où, à elle seule, elle peut fixer suffisamment sur ce point, tel le pneumothorax avec le bruit de tonneau et le bruit d'airain.—D'autres fois, par son siège seul, elle suffit au diagnostic : au sommet, tuberculose ; à la racine pulmonaire, une adénopathie bron chique.

Du reste, une étude plus approfondie des symptômes permettra peut-être de reconnaître des modifications qu'une attention de quelques mois a été insuffisante à nous faire entrevoir. Que de modifications, par exemple, doivent imprimer aux vibrations plessimétriques les cavernes, selon qu'elles sont grandes ou petites, superficielles ou profondes, pleines de liquide ou vides, selon que leurs parois sont molles ou indurées ? Ce sont là autant de problèmes que l'insuffisance des faits nous a mis dans l'impossiblité de résoudre, et, sans parler de ceux encore qui concernent la pleurésie, selon que l'épanchement est ou non homogène, que le poumon est comprimé ou pas, que le liquide est en grande ou en petite quantité.

Ce n'est certes pas avec des faits aussi peu nombreux que ceux qu'on peut recueillir en quelques mois qu'on peut aborder pareille étude, et c'est à l'observation clinique ultérieure à décider de la question et aussi à l'expérimentation cadavérique, que nous n'avons point négligée chaque fois que nous avons pu y recourir.

Comme pour les autres modes d'explorations de la poitrine, nombreux facteurs peuvent modifier le son : tels l'état de maigreur ou d'embonpoint, la musculature de l'individu.

Nous avons enfin montré, dans le cours de ce travail, les modifications qu'on pressent à la percussion auscultatoire, la présence du cœur et du foie, et ce n'est que pour mémoire que nous les rapportons dans ce court résumé.

CONCLUSIONS.

1° Les parties dures, les os, dans la percussion auscultatoire, remplacent avantageusement le plessimètre et rendent ce mode d'exploration commode et à la portée de tous.

2° Pour le thorax, un ou plusieurs doigts peuvent percuter les os (sternum, clavicule, côte, apophyses épineuses dorsales) très commodément, pendant que l'observateur ausculte la paroi thoracique du côté opposé.

3° Lorsque la percussion sera pratiquée sur le plan antérieur du corps, l'oreille auscultera sur le plan opposé et réciproquement.

4° La tonalité fournie par ce mode d'exploration s'élève avec la densité des tissus normaux ou pathologiques traversés par les ondes sonores.

5° A l'état physiologique, la vibration est sonore, prolongée, donne une certaine sensation d'élasticité, et le doigt qui percute semble assez éloigné de l'oreille.

6° Dans les indurations aiguës ou chroniques, elle est brève, sèche, à tonalité très élevée. Rude et sans élasticité aucune, le point percuté semble très rapproché de l'oreille.

7° Ces modifications existent toujours dans la pneumonie, et ici, si la pneumonie est centrale, la résonnance plessimétrique peut mettre sur la voie du diagnostic, alors que les autres signes font défaut.

De même, elle peut rendre de grands services chez les

individus desquels on ne peut obtenir de mouvements respiratoires suffisants (alcooliques en délire, débilités, enfants, vieillards).

8° Elle distingue, d'une façon absolue, la pneumonie de la pleurésie, au moins dans les cas que nous avons observés.

9° Constante dans la tuberculose pulmonaire, elle est d'un précieux secours pour faire reconnaître la tuberculose à son début.

10° A elle seule, dans le pneumothorax, par le bruit de tonneau et le bruit d'airain qu'elle donne, elle peut faire reconnaître cette redoutable complication.

11° Dans l'adénopathie trachéo-bronchique, elle est fort utile, mais n'a de valeur réelle qu'autant que la dégénérescence siège au-dessus de la base du cœur ; au-dessous, le bruit de percussion auscultatoire de ce dernier masque l'adénopathie.

12° Dans l'emphysème, elle donne un son sourd lointain.

13° Dans les pleurésies que nous avons observées, les vibrations, du côté malade, ne présentaient point de modifications, comparées à celles du côté sain.

14° Elle indique l'existence d'une induration pulmonaire, mais ne donne, le plus souvent, aucun renseignement sur sa nature : ce sont les commémoratifs, les antécédents, les symptômes concomitants qui, à l'aide du symptôme que nous étudions, complètent cette partie du diagnostic.

15° Le foie, le cœur peuvent, dans la recherche du symptôme qui nous occupe, apporter des modifications que fait prévoir la structure de ces organes et sur lesquelles nous avons, du reste, insisté dans le cours de notre travail.

INDEX BIBLIOGRAPHIQUE

HIPPOCRATE. — Aphorismes, section IV. Aph. 2.

ARÉTÉE. — De Hydrope (éd. Steph., 1567, II, p. 36).

GALIEN. — De diagnoscundis pulsibus (lib. IV, caput III. Ed. Kuhn, vol. VIII, p. 951).

ACTUARIUS. — De methoda medic. (lib. I, caput XXI, éd. Steph., t. II, p 164).

PAUL D'EGINE. — De re med. (lib. XLVIII, éd. Steph, II, p. 471).

TAYAULT. — Chir. de J. Tayault. Lyon, 1580, d'après Pigué.

LAZARE RIVIÈRE. — Riverii opera med. omnia, cap. XII, p. 391, ann. 1737.

LEOP. AUENBRUGGER. — Leopoldi Auenbrugger, medicinal doctoris, in Celsario, etc. Broch., 1761.

CORVISART.

PIORRY. — Traité de la percussion médiate, p. 18, ann. 1826.

LAENNEC. — Traité de l'auscultation.

CAMMAN et CLARK. — New-York. Journ. of med. and surg., juillet 1840. Analysé par Barth et Roger. Union méd., 1850.

BARTH et ROGER. — Union méd., 1850.

NOEL GUENEAU DE MUSSY. — France médicale, 1875, p. 457.

Paris. — A. PARENT, imp. de la Fac. de médec., rue M.-le-Prince, 31.
A. DAVY, successeur.

www.ingramcontent.com/pod-product-compliance
Ingram Content Group UK Ltd.
Pitfield, Milton Keynes, MK11 3LW, UK
UKHW020444230726
13925UKWH00004B/1801

9 782014 039214